ÉTUDES

SUR

LE MÉCANISME DE LA SUPPURATION

Paris. — Imprimerie CUSSET et Ce, rue Racine, 26.

ÉTUDES SUR LE MÉCANISME

DE

LA SUPPURATION

SOIT

1° NOTE SUR LA SUPPURATION
ÉTUDIÉE SUR LE MÉSENTÈRE, LA LANGUE ET LE POUMON
DE LA GRENOUILLE ;

2° NOTE SUR LES PHÉNOMÈNES CONSÉCUTIFS A LA STASE VEINEUSE
OBSERVÉS SUR LA MEMBRANE NATATOIRE
DE LA GRENOUILLE
ET LA POSSIBILITÉ DE L'HÉMORRHAGIE PAR DIAPÉDÈSE ;
(lues à la Société de Biologie en mai 1869)

3° NOTE SUR LE MÉCANISME DE LA SUPPURATION
(présentée par M. VULPIAN à l'Académie de médecine, le 25 janvier 1870)

PAR GEORGES HAYEM

Aide d'anatomie pathologique à la Faculté de médecine de Paris.

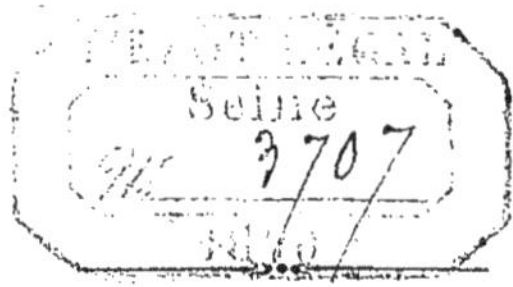

PARIS

ADRIEN DELAHAYE, LIBRAIRE-ÉDITEUR,

Place de l'École-de-Médecine.

1870

NOTE

SUR

LA SUPPURATION

ÉTUDIÉE

SUR LE MÉSENTÈRE, LA LANGUE ET LE POUMON DE LA GRENOUILLE

En 1867 M. Cohnheim (1) a publié un mémoire très-intéressant, dans lequel il a cherché à démontrer que la formation du pus n'était pas le résultat d'une néoplasie. Depuis il a entrepris des expériences confirmatives et complémentaires des premières, et il a essayé ainsi d'introduire en physiologie pathologique une théorie de la suppuration, qui, sans être complétement nouvelle, mérite à tous égards d'être considérée comme de la plus haute importance (2). Aussi les faits annoncés par cet auteur ont-ils eu un retentissement mérité, et un grand nombre d'anatomo-pathologistes les ont soit combattus, soit vérifiés. Mais jusqu'à présent la question n'a guère été débattue qu'en Allemagne. C'est pourquoi je pense qu'il ne sera peut-être

---

(1) *Ueber Entzündung und Eiterung* (Virchow's Arch., XL, 1867).
(2) J'omets à dessein ici l'historique de la question.

pas inutile de faire connaître les résultats que j'ai obtenus en répétant pour mon instruction personnelle les expériences de M. Cohnheim. Les faits décrits par cet observateur sont d'ailleurs du genre de ceux qui ont besoin d'être vus et revus, non parce qu'ils sont d'une grande difficulté à observer, mais surtout à cause des interprétations variées auxquelles ils peuvent donner lieu et des conséquences qu'on en peut tirer au point de vue de la physiologie pathologique.

Je vais donc exposer brièvement dans cette note le travail de vérification auquel je me suis livré à ce sujet, me réservant plus tard de décrire de nouvelles recherches et de combler un certain nombre de lacunes.

Les travaux de Cohnheim sont trop étendus pour que je croie utile d'entrer ici dans de grands détails. Cela me paraît d'autant moins utile que, d'une manière générale, on peut dire que les descriptions de l'auteur sont exactes et faciles à vérifier, pourvu que l'on se place dans les mêmes conditions.

Je commencerai par les phénomènes que l'on observe sur le mésentère exposé à l'air libre.

On opère, comme on le sait, sur des grenouilles curarisées à l'aide d'une très-faible dose du poison, et l'on peut facilement s'assurer que cette substance ainsi employée n'a qu'une action nulle ou à peu près nulle sur la circulation.

L'irritation produite par l'air extérieur détermine immédiatement des changements dans le diamètre des vaisseaux et dans le cours du sang. On doit, sous ce rapport, considérer successivement les artères, les veines et les capillaires.

Pendant les premières minutes qui suivent une préparation rapidement faite du mésentère, on voit les artères se dilater. Ainsi une artère qui couvre 17 divisions de l'oculaire micrométrique au début, au bout d'un quart d'heure en cache 21. Mais cette dilatation rapide n'est que temporaire, et il n'est pas rare de voir l'artère au bout d'un certain temps reprendre son calibre primitif. A ce premier effet succède une contraction d'abord peu apparente, puis assez notable, mais le plus souvent inégale suivant les points, et donnant ainsi au vaisseau un aspect moniliforme. A partir du moment où elle s'est produite, cette contraction dure tout le temps de l'expérience ; mais elle n'est jamais uniforme, de telle sorte qu'un vaisseau mesurant d'abord 17 divisions micrométriques ne couvre plus, dans les points rétrécis, que 15 et quelquefois même 13 ou 12 de ces divisions. Mais le plus souvent au-dessus et au-dessous de ces points le vaisseau conserve son diamètre à peu près normal. Enfin, lorsqu'à la fin de l'expérience la circulation s'est ralentie, puis arrêtée dans un certain nombre de branches artérielles, on constate une nouvelle dilatation de ces vaisseaux quelquefois plus notable que la première, mais qui est due à une tout autre cause, comme nous aurons plus tard l'occasion de le voir.

Pendant que ces phénomènes se montrent du côté des artères, voici comment se comportent les veines et les veinules :

Au début de l'expérience, alors que les artères sont déjà dilatées, on n'observe encore aucun changement notable dans le diamètre des veines. Mais bientôt celles-ci se dilatent à leur tour, et il arrive un moment où artères et veines sont dilatées, et cet état dure un temps variable suivant la température extérieure. La contraction artérielle que nous avons notée après la dilatation se montre, en effet, plus ou moins rapidement suivant les cas ; elle est surtout hâtive lorsque la chaleur accélère la succession des phénomènes que nous décrivons.

En tout cas on voit, en définitive, que les veines ne subissent qu'un seul genre de modification de diamètre, soit une dilatation qui commence un peu après celle des artères et se développe et persiste pendant que celles-ci reviennent à leur état primitif ou se contractent. Il faut ajouter que, dans certains cas, on observe sur les veines dilatées des points relativement rétrécis qui leur donnent, comme aux artères, un aspect moniliforme; mais cette apparence n'acquiert jamais le même développement qu'au niveau de ces derniers vaisseaux.

Pendant ce temps, les capillaires n'offrent au début de l'expérience aucun changement notable de diamètre. Mais au bout d'un temps très-variable, qui toutefois dépasse rarement quatre à cinq heures, on peut constater d'une manière précise une légère dilatation de ces vaisseaux, état qui persiste habituellement comme pour les veines pendant toute la durée de l'expérience.

Ces changements de diamètre des vaisseaux sont accompagnés de modifications importantes dans le cours du sang. Mais comme elles ne peuvent être appréciées qu'à la condition d'être très-marquées, puisqu'on ne possède aucun moyen de calculer mathématiquement l'accélération ou le ralentissement de la circulation, il ne peut être ici question que des phénomènes les plus apparents. Au début des expériences, alors que les artères sont seules dilatées, on ne note aucune modification appréciable dans la rapidité de la circulation. Mais dès que la dilatation des veines commence, la circulation est déjà notablement ralentie dans ces vaisseaux et dans les capillaires. Bientôt ce ralentissement du sang dans les veines devient très-évident et persiste pendant toute la durée de l'expérience. Ce n'est qu'au bout d'un certain nombre d'heures, très-variable d'ailleurs, que le même effet devient sensible dans les artères et surtout dans les petites. Mais c'est surtout dans les vaisseaux capillaires que le cours du sang rencontre le plus d'obstacle et offre le plus d'irrégularités. Ces derniers phénomènes sont liés d'une façon si intime à ceux qu'il nous reste à décrire que nous n'en tracerons pas un tableau séparé.

Tandis que la circulation se ralentit dans les veines et dans le plus grand nombre des capillaires on observe peu à peu des changements très-importants dans le contenu de ces vaisseaux. Quand la circulation est normale on voit que dans les veines et les veinules les globules sont séparés en deux couches distinctes. Au centre de ces vaisseaux s'observe un courant principal composé uniquement de globules rouges, qui ne touchent pas la paroi interne et s'en trouvent séparés par une couche mince non colorée. Cet espace transparent occupé par du plasma contient seul des globules blancs. Ceux-ci circulent plus lentement que les rouges et on les voit rouler de distance en distance le long de la paroi interne entraînés par un courant beaucoup moins rapide que celui du centre du vaisseau. Dans les capillaires les deux couches sont moins distinctes; elles ne le sont même pas du tout dans ceux de ces tubes dont le diamètre est tel que les globules rouges ne peuvent passer pour ainsi dire qu'en s'effilant, et alors on voit à des intervalles assez éloignés les globules rouges séparés par un ou deux globules blancs; mais dans les capillaires assez volumineux il existe deux couches à peu près analogues à celles des veinules et des veines, c'est-à-dire que tandis que les globules rouges circulent au centre sans toucher la paroi, on aperçoit le long de celle-ci quelques globules blancs qui roulent plus lentement, entraînés pour ainsi dire d'une façon plus pénible par le torrent circulatoire.

Peu à peu, au fur et à mesure que se produisent les modifications dans le calibre des vaisseaux et dans le cours du sang, la zone des globules blancs qui existent dans les veines s'élargit. Les globules deviennent de plus en plus abondants et ils ne tardent pas à former bientôt une couche continue. Au début cette couche n'est composée que par une seule rangée d'éléments qui circulent encore; mais semblent rouler avec plus d'efforts contre la paroi interne. Puis le nombre des globules augmentant toujours, et cela assez rapidement, on voit, non pas une simple série de ces éléments, mais une superposition de deux, trois, quatre, cinq et six couches de globules blancs, suivant que le vaisseau que l'on observe est plus ou moins volumineux. Pendant ce temps les globules qui touchent directement la paroi interne de la veine semblent de plus en plus soustraits à l'action du courant sanguin. Après avoir été entraînés avec une peine toujours croissante, un grand nombre d'entre eux restent immobiles, et avec un bon objectif on constate que la portion de ces globules qui touche la paroi vasculaire s'est hérissée de pointes, que ces éléments sont pour ainsi dire accrochés à la paroi vasculaire. Ceux, au contraire, qui sont en rapport avec la zone des globules rouges, roulent plus ou moins facilement les uns sur les autres et sont entraînés dans la circulation.

Les choses n'en restent pas là; et bientôt, pendant que l'accumulation des globules blancs le long de la paroi veineuse devient de plus en plus considérable, on voit se produire le phénomène le plus important de cette variété de processus inflammatoire, celui qui a attiré l'attention d'une façon si particulière sur les expériences de Cohnheim.

En effet, la plupart des globules blancs qui se sont arrêtés contre la paroi veineuse et s'y sont fixés ne restent pas immobiles, on les voit peu à peu s'avancer dans l'épaisseur de la paroi vasculaire et se créer une sorte de passage à travers les éléments de cette paroi. Le contour externe du vaisseau qui était délimité par une ligne très-nette perd sa régularité, et l'on voit poindre sur cette ligne, de distance en distance, de petites aspérités au niveau même des points où la paroi vasculaire contient dans son épaisseur un élémen étranger. Ces aspérités, d'abord très-grêles, ne tardent pas à augmenter de volume. Si l'on fixe un des points où se montrent ces apparences, on voit des prolongements d'abord filiformes s'épaissir peu à peu, changer constamment de forme, devenir bientôt finement granuleux; la masse qui les produit ressemble à une sorte de bourgeon et grossit de plus en plus, tandis que le corpuscule, situé au milieu des éléments de la paroi, s'amoindrit progressivement. Aussi bientôt la partie libre ne tarde-t-elle pas à devenir plus volumineuse que celle qui est encore engagée, et sous l'influence de changements de forme incessants, on voit un corpuscule irrégulier, fortement réfringent, à prolongements multiples, n'être plus retenu au vaisseau que par le plus grêle et le plus long de ses appendices. Devenu complétement libre, cet élément continue encore à offrir les changements d'aspect et les phénomènes de reptation qui sont désignés sous le nom de mouvements amiboïdes, et il est facile de s'assurer qu'il possède tous les caractères et toutes les propriétés des globules blancs du sang. Quand donc on assiste patiemment à la production d'un pareil fait, et ceci demande un nombre de minutes très-variables suivant les circonstances et l'épaisseur de la paroi vasculaire, on reste parfaitement convaincu d'avoir assisté à l'issue d'un globule blanc à travers la paroi d'un vaisseau. D'ailleurs, en prolongeant l'examen, ce n'est pas un globule que l'on voit se comporter ainsi, c'est toute une légion d'éléments semblables.

Très-souvent, lorsqu'on étudie une veinule à paroi peu épaisse et assez transparente, on peut suivre les globules depuis le moment où ils entrent dans la paroi vasculaire jusqu'à celui où ils deviennent complétement libres, sans les perdre un instant de vue pendant cette sorte de reptation. Les meilleurs objectifs ne permettent pas, à cause de la superposition des plans et de la réfringence particulière, soit des globules blancs, soit des éléments mal délimités de la paroi vasculaire, de voir comment le globule s'insinue entre ces derniers, comment il fait sa route, et c'est pourquoi ce détail du phénomène en question sera toujours fort discuté; mais on voit avec la dernière évidence que le globule blanc, au fur et à mesure qu'il s'extravase, change constamment de forme Tantôt il a l'aspect d'un corps irrégulièrement étiré, allongé, dont les contours coupent plus ou moins transversalement ceux des éléments vasculaires; tantôt il ressemble à une sorte de petit poulpe envoyant en dehors des appendices, des espèces de bras qui entraînent à leur suite le reste plus volumineux du corpuscule; le plus souvent la forme irrégulière et toujours variable de l'élément échappe à toute description. A peine commencée, l'issue des globules blancs se fait à la fois sur un très-grand nombre de points de la paroi des veines, et en quelques heures on voit des centaines de globules blancs devenus libres autour des vaisseaux. Il y a donc un moment où, lorsqu'on regarde la préparation à l'aide d'un faible grossissement, on voit dans les veines et les veinules une large zone transparente ou incolore qui sépare le courant sanguin rouge de la paroi vasculaire, celle-ci restant encore parfaitement transparente et régulière; puis un autre lui succède, pendant lequel le contour de la paroi vasculaire est devenu irrégulier et l'épaisseur de cette paroi moins transparente, comme imbibée d'éléments étrangers; et enfin, au bout de quelques heures, veines et veinules sont entourées d'une sorte de manchon d'éléments qu'on ne rencontre encore nulle part ailleurs dans le champ de la préparation, et si l'on fixe alors son attention sur la zone pâle qui entourait primitivement dans l'intérieur des vaisseaux le torrent des globules rouges, on voit qu'elle a diminué d'une façon très-notable. Cet examen suffit déjà pour amener à conclure que les parties qui au début de l'expérience étaient accumulées le long de la paroi interne de ces vaisseaux, se sont exsudées en quelque sorte à travers cette paroi et se sont répandues au dehors en l'entourant à la façon d'un manchon. Cette étude d'ensemble répond aux phénomènes plus intimes qu'un fort grossissement permettait de voir en des points limités, c'est-à-dire la reptation des globules blancs à travers les parois veineuses et leur issue complète hors de ces vaisseaux.

Dans les capillaires les particularités que l'on observe sont un peu plus complexes. La circulation offre, en effet dans ces vaisseaux, des variétés assez grandes. D'une manière générale elle est partout plus ou moins nettement ralentie; mais tandis qu'elle continue encore dans beaucoup d'endroits, surtout lorsqu'on a le soin en prolongeant l'examen d'empêcher le dessèchement de la membrane; çà et là et malgré ces précautions, la circulation s'arrête. Les globules s'empilent les uns contre les autres et forment en divers points des sortes de thrombus, qui tantôt restent immobiles pendant plusieurs heures ou même toute la durée de l'expérience, tantôt se dissocient par la séparation des globules accumulés et leur entraînement par le courant sanguin pour se reformer plus tard. Ces amas de globules sont constitués soit exclusivement par des globules rouges, soit dans quelques points par une accumulation de globules blancs, quelquefois par un mélange de ces deux éléments ; mais dans tous les cas lorsqu'on examine les capillaires dans une certaine étendue on y voit une bien plus grande quantité de globules blancs qu'à l'état normal. Ces accumulations d'éléments qui gênent ou arrêtent complétement le cours du sang dans ces vaisseaux sont quelquefois séparées les unes des autres par des espaces contenant du plasma dans lequel nagent quelques éléments isolés et particulièrement des globules blancs. Dans chacune de ces circonstances on voit des phénomènes variables. Au niveau des thrombus formés par les globules rouges, quelques-uns de ceux-ci, fortement comprimés contre la paroi du capillaire, s'insinuent à travers cette paroi sans qu'on puisse distinguer l'orifice à travers lequel ils s'étranglent, et forment ainsi à l'extérieur du vaisseau un bouton rouge plus ou moins volumineux qui reste appendu par un pédicule très-étroit à la paroi du vaisseau. Quelques globules deviennent ainsi complétement libres et l'on peut y distinguer alors le noyau central caractéristique ; mais souvent au moment où le torrent circulatoire désagrège le thrombus, les globules étranglés dans la paroi vasculaire se fragmentent et une partie seulement plus ou moins volumineuse devient libre, tandis que l'autre est entraînée dans la circulation ou bien reste fixée par son pédicule dans l'orifice très-étroit par lequel le globule s'était engagé, et, agitée dans ces circonstances dans l'intérieur du vaisseau, elle offre une forme caractéristique en toupie ou en raquette. Dans les endroits où siégent les accumulations de globules blancs, ceux-ci offrent des mouvements amiboïdes, percent par un de leurs prolongements la paroi du vaisseau et se dégagent au bout d'un temps variable par un procédé tout à fait analoge à celui que nous avons décrit dans les veines. La circulation vient-elle à se rétablir ou à s'accélérer au moment où les globules sont engagés dans l'épaisseur de la paroi, on voit alors ces éléments tantôt entraînés dans le courant sanguin, tantôt achever au bout d'un temps variable leur dégagement complet ; on ne les voit jamais se fragmenter à la manière des globules rouges. Lorsque des globules blancs restent en suspension dans du plasma entre deux thrombus, on peut noter un phénomène intéressant, c'est que les plus volumineux de ces globules, ceux dans lesquels il y a toujours au moins un noyau visible ou une tache pâle représentant le noyau à l'état frais, sont agités au sein du plasma sanguin de changements de forme continus, sous l'influence desquels ils se déplacent tantôt dans un sens, tantôt dans un autre. Dans ces conditions les éléments n'ont pas de tendance à s'extravaser, ils restent dans l'intérieur du capillaire. Mais pour le dire en passant, ce fait prouve bien que les phénomènes décrits sous le nom de mouvements amiboïdes sont bien des propriétés physiologiques de ces éléments et non les résultats des procédés employés habituellement pour observer les phénomènes de contractilité.

Pendant tout le cours de l'expérience, l'irrégularité de la circulation capillaire est telle que les conditions qui président à l'issue des globules sont modifiées presque à chaque instant, il en résulte que l'on ne peut pas décrire toutes les variétés des phénomènes que l'on a sous les yeux. Mais on peut dire d'une manière générale que si les capillaires sont le siége de l'issue de quelques globules blancs et rouges, ce sont surtout les veines et les veinules qui en sont le véritable théâtre. Habituellement on n'observe pas dans celles-ci d'extravasation des globules rouges; en dedans de l'amas des globules blancs qui creusent pour ainsi dire la paroi vasculaire, les hématies sont entraînées rapidement sans avoir de tendance à suivre la voie ouverte par les leucocytes. Toutefois j'ai pu voir plusieurs fois quelques globules rouges peu nombreux s'extravaser en pénétrant dans un passage déblayé, pour ainsi dire, par l'issue de plusieurs globules blancs. D'autre part les artères ne se laissent habituellement pas traverser par les globules, la circulation y reste presque toujours assez active pour que l'on n'aperçoive aucun élément arrêté à leur surface interne. Mais cette règle souffre des exceptions. Lorsque l'examen se prolonge pendant longtemps, habituellement plus de vingt-quatre heures, on voit souvent, surtout dans les branches où la circulation est devenue plus lente, un certain nombre de leucocytes adhérer à la paroi et même s'avancer à travers cette épaisse paroi artérielle et se dégager complétement. On peut voir aussi quelquefois un globule rouge fixé par une extrémité allongée à la paroi artérielle et agité par le courant sanguin à la façon d'un petit pendule.

Tels sont les principaux traits relatifs à l'extravasation des éléments du sang et particulièrement des leucocytes, tels qu'on peut les noter dans ces sortes d'expériences, et l'on ne saurait trop engager les physiologistes à se rendre compte par eux-mêmes de la réalité de ces faits, à se rendre témoins d'un des spectacles les plus variés et les plus intéressants que l'on puisse observer au microscope (1).

Sur des grenouilles curarisées placées dans les conditions indiquées, l'issue des globules blancs se fait attendre un temps très-variable. C'est toujours, je le répète encore, dans les veinules que le phénomène apparaît en premier lieu et se poursuit avec le plus d'activité. D'une manière générale on peut dire que l'issue des globules est subordonnée dans son mode d'apparition à l'état de la température extérieure. Plus le temps est chaud, plus vite le phénomène apparaît, et ceci concorde avec cette donnée parfaitement connue, à savoir, que les grenouilles suppurent plus facilement en été qu'en hiver. Mais si, par une température élevée, le phénomène tarde moins à se montrer (il apparaît souvent alors au bout d'une heure), on se trouve néanmoins dans de mauvaises conditions expérimentales. En effet, le mésentère se dessèche avec rapidité, la circulation s'arrête dans un grand nombre de capillaires et les grenouilles, moins résistantes que par le froid, ne vivent que fort peu de temps.

C'est donc en hiver que l'on doit faire les expériences; c'est aussi à cette époque que l'on se procure le plus facilement à Paris la *rana temporaria* sur laquelle il est préférable d'opérer. Dans ces conditions, c'est au bout de quatre à six heures que commence l'issue des leucocytes, et l'on peut continuer l'examen plusieurs jours de suite, en ayant soin d'empêcher la grenouille de se dessécher et en lui injectant au besoin une ou plusieurs autres petites doses de curare. On voit alors que c'est pendant les premières vingt-quatre heures de l'expérience que l'extravasation des globules blancs se fait avec le plus d'activité. Au bout de ce temps, la préparation est devenue habituellement trouble, et l'on peut souvent, à l'aide d'une

---

(1) Ces expériences ont été faites dans le laboratoire et sous les yeux de M. Vulpian, qui a pu suivre ainsi pas à pas les diverses phases du passage des globules blancs et rouges à travers les parois vasculaires. M. Vulpian n'a pas hésité à considérer ce phénomène comme un fait parfaitement certain et d'observation facile. C'est dans ces termes qu'il en a parlé à son cours, et telle a été aussi l'impression des personnes qui fréquentent le laboratoire et qui ont vu mes préparations.

pince, recueillir un petit coagulum fibrineux imbibé d'un grand nombre de leucocytes et de quelques globules rouges. On voit ainsi qu'en même temps que les globules blancs s'extravasent il se produit à la surface de la membrane l'exsudat fibrineux qui accompagne toute suppuration. A ce moment, comme cela a été dit déjà, l'accumulation des globules blancs à l'intérieur des vaisseaux est beaucoup moins manifeste. Les parois vasculaires imbibées de leucocytes paraissent troubles et gonflées. Il est probable que les éléments propres de ces parois sont plus ou moins altérés; mais nous ne parlerons de la possibilité d'une telle altération que dans un autre travail. Celui-ci n'est destiné qu'à l'exposition des principaux faits observés.

On peut suivre la suppuration du mésentère dans ces conditions pendant deux, trois ou quatre jours en hiver; la circulation devient alors de plus en plus lente, les coagulations gagnent un plus grand nombre de vaisseaux, l'extravasation des globules devient nulle ou à peu près, et la grenouille meurt.

Si, au lieu de continuer l'examen pendant un temps aussi long, on replace, au bout de vingt-quatre ou quarante-huit heures, l'intestin dans l'abdomen, l'animal, après avoir éliminé le curare, survit pendant plusieurs jours ou guérit même complétement, et si l'on ouvre l'abdomen, on voit que la suppuration du mésentère s'est transformée en une péritonite adhésive.

Dans le cours de ces études, j'ai cherché à reconnaître les lymphatiques sans y parvenir. Il m'est tout à fait impossible de dire quels sont les phénomènes qui se montrent de ce côté.

Mais il m'a été facile de voir ce qui se passe dans les éléments connectifs qui entrent dans la composition du mésentère et dans les cellules épithéliales qui le recouvrent.

Pendant la vie, les éléments conjonctifs qui composent la partie moyenne du mésentère sont peu distincts. Un grossissement moyen de 200 à 300 d. qui permet de suivre parfaitement tous les phénomènes décrits jusqu'à présent, ne montre rien de ce côté; mais en examinant la préparation à l'aide d'un objectif plus fort ou même de l'objectif à immersion, on peut voir des éléments irréguliers plus ou moins finement granuleux, sans prolongements multiples qui sont très-analogues à ceux que Cohnheim a décrits dans le tissu connectif de la langue de la grenouille. Ces éléments contiennent habituellement une tache plus ou moins pâle qui représente le noyau. On ne peut bien les étudier que pendant les vingt-quatre premières heures de l'expérience, et alors on peut constater que tandis que les leucocytes sortent des vaisseaux, c'est à peine si ces cellules du tissu connectif offrent des altérations.

On les voit, en effet, se gonfler un peu, se remplir de granulations plus grosses et plus réfringentes; quelquefois une partie du contenu semble se liquéfier et former une ou deux vésicules transparentes; mais il est impossible de saisir la moindre apparence de segmentation, la plus petite trace de prolifération cellulaire. Si l'on examine ensuite le mésentère après l'avoir excisé et traité par divers réactifs et en particulier par le chlorure d'or très-étendu et acidifié, on voit apparaître comme éléments de tissu conjonctif des figures fusiformes ou stellaires bien connues, mais qui diffèrent complétement des éléments examinés pendant la vie. Ce changement prouve que le tissu conjonctif mort ne ressemble pas du tout à celui que l'on observe sur le vivant, comme cela ressort des études qui ont été faites sur les phénomènes de contractilité que présentent les éléments du tissu connectif et du travail déjà cité de Cohnheim sur la suppuration observée dans la langue de la grenouille. Mais malgré cette différence d'aspect, on peut se convaincre dans ces préparations que les éléments fusiformes, triangulaires ou stellaires, sont remplis simplement de fines granulations et d'un ou deux petits noyaux, et ils diffèrent si peu des mêmes éléments observés sur un mésentère frais, qu'on en conclut aisément qu'ils sont demeurés passifs pendant l'évolution des phénomènes observés.

D'autre part, les cellules épithéliales du mésentère sont si parfaitement transparentes, qu'il est impossible de les voir sur le vivant, même avec un excellent objectif. Cependant, au bout de quelques jours de suppuration, on peut entrevoir quelques noyaux de ces éléments devenus plus granuleux et autour desquels il s'est fait une accumulation de fines granulations. A ce moment l'exsudat qui recouvre le mésentère contient en général quelques cellules épithéliales desquamées, possédant un noyau et quelquefois plusieurs. Mais on ne peut bien faire l'étude de l'épithélium qu'en préparant le mésentère qui vient de suppurer à l'aide d'une solution argentique, et l'on s'assure facilement par ce procédé de sa conservation presque parfaite.

A la longue, cependant, le revêtement épithélial se modifie un peu. Voici ce que j'ai trouvé sur un mésentère après quatre jours de suppuration. La membrane excisée avait été mise dans une solution argentique, puis lavée dans de l'eau distillée et fixée à l'aide du chlorure d'or acidifié. L'épithélium apparaît presque partout sous forme de larges plaques dentelées sur les bords avec un noyau ovalaire volumineux et finement granuleux. Dans quelques cellules le noyau est étranglé vers le milieu, dans d'autres on voit deux et trois noyaux plus petits que le noyau normal. En plusieurs endroits l'épithélium fait défaut; mais on retrouve un assez grand nombre de lamelles libres dans le liquide qui baigne la préparation. Ces lamelles sont presque toutes plus granuleuses que l'épithélium normal. On voit donc que malgré la suppuration du mésentère l'épithélium reste presque intact. On peut le faire apparaître encore en beaucoup de points avec ses caractères normaux à l'aide de la solution argentique. Toutefois il devient plus fragile, se desquame et quelques éléments deviennent granuleux et contiennent des noyaux multiples, mais cela au bout de plusieurs jours seulement.

On peut déduire de ces faits que les leucocytes qui ont traversé les parois vasculaires franchissent aisément, pour devenir libres, l'épithélium de revêtement de la séreuse, et que cet épithélium reste inactif, passif dans cette variété de processus inflammatoire. On comprend d'ailleurs très-facilement pourquoi quelques observateurs ont cru voir des leucocytes dans l'intérieur des cellules épithéliales elles-mêmes, ou même ont pu réellement en constater; mais de là à conclure que ces derniers éléments peuvent former des globules blancs il y a loin, et ce ne sont pas les faits que nous exposons qui pourraient servir à l'appui de cette hypothèse.

Quand au lieu d'exposer le mésentère à l'air libre pour le faire suppurer, on cherche à l'enflammer par des irritants divers, les phénomènes observés diffèrent un peu, suivant les cas, de ceux qui viennent d'être décrits.

Sans nous étendre sur ce point, qui fera l'objet d'une étude spéciale, on peut faire remarquer que la simple exposition à l'air libre constitue le procédé le plus simple et en même temps le plus sûr pour obtenir une inflammation suppurative du mésentère. La facilité avec laquelle on peut suivre sur cette membrane la marche du processus inflammatoire dans tous ses détails permet de considérer ce genre d'expérimentation comme un type à l'aide duquel on peut étudier l'inflammation suppurative des tissus vasculaires dans tous ses détails.

Néanmoins, j'ai entrepris quelques autres expériences sur la grenouille dans le but de rechercher si la suppuration se faisait partout d'une manière analogue.

Tout d'abord j'ai vérifié sur la langue de cet animal les observations faites par Cohnheim (1).

Une grenouille curarisée étant placée sur le dos, on fixe la langue étalée au dehors de manière à pouvoir l'examiner par transparence; on fait une petite plaie superficielle en excisant un certain nombre des papilles de la muqueuse et l'on observe pas à pas les phénomènes de suppuration et de cicatrisation qui suivent cette petite lésion.

Les troubles circulatoires et l'extravasation des globules ne diffèrent pas de ceux qui sont déjà décrits. Mais les observations que l'on peut faire sur les corpuscules conjonctifs du tissu sous-muqueux donnent à cette étude un intérêt particulier. Il me paraît inutile de reproduire sur l'aspect normal de ces éléments et les altérations qu'ils subissent, la description très-exacte que l'on peut lire dans le mémoire de Cohnheim. Il me suffira de dire que j'ai pu me convaincre, comme cet auteur, que pendant l'issue des globules blancs pour former les globules de pus, les corpuscules conjonctifs, loin de proliférer à fin de donner naissance d'après la théorie de Virchow à des leucocytes, se gonflent, deviennent plus granuleux, s'arrondissent en général, se remplissent de ganulations graisseuses et contiennent quelquefois de grosses taches blanchâtres arrondies, comme vésiculeuses. Ces éléments subissent donc une métamorphose qui leur donne, plus ou moins, l'aspect de gros corps granuleux. Loin de prendre part à la suppuration, ils ne sont le siége que d'altérations plus ou moins profondes, mais passives de la nutrition.

Il était indiqué dans ce genre de recherches d'étudier au même point de vue d'autres tissus vasculaires. L'importance de la pneumonie dans laquelle on a eu jusqu'à présent tant de difficulté à

---

(1) *Ueber das Verhalten der fixen Bindegewebskoerperchen beider Entzündung.* (Virchow's Archiv. XLV, 333-350.)

comprendre la production rapide et abondante des globules blancs, attira mon attention sur le poumon. Après quelques tâtonnements je parvins à suivre sur cet organe la marche de la suppuration aussi facilement que sur le mésentère. On fait sur une grenouille curarisée une incision à quelques millimètres en dehors du sternum et de préférence à gauche et l'on attire au dehors tout le poumon de l'animal. On fixe alors la pointe de l'organe avec une épingle sur la planchette destinée à la préparation et l'on incise à l'aide de ciseaux l'organe jusqu'au voisinage de sa racine. On rabat ensuite de chaque côté les bords de l'incision et on les épingle de manière à étaler ainsi la face interne du sac membraneux. Cette petite opération faite avec rapidité s'accompagne d'une hémorrhagie plus ou moins abondante; mais il suffit de l'action d'un filet d'eau froide prolongée pendant quelques minutes pour arrêter complétement cette perte de sang. Si l'on place alors la préparation sous le champ du microscope, on voit que la circulation est presque complétement arrêtée et que quelques thrombus se sont formés dans les vaisseaux qui se rendent à la plaie; mais au bout de cinq à dix minutes la circulation se rétablit presque partout avec activité sans que l'hémorrhagie se reproduise. Il est facile alors de suivre les phénomènes qui apparaissent soit dans le réseau capillaire si riche des parois alvéolaires étalées, soit dans les vaisseaux des cloisons qui séparent les alvéoles. On ne peut se rendre un compte exact des changements de diamètre des vaisseaux, phénomènes qui sont d'une observation si facile dans le mésentère. Ce qui frappe surtout et ce qui est essentiel à noter, c'est l'accumulation progressive des globules blancs, soit dans les capillaires des alvéoles, soit dans les veines et les capillaires des travées qui les circonscrivent.

Au bout de plusieurs heures d'exposition du poumon à l'air, rarement avant six à huit, et surtout au bout de douze à vingt-quatre heures, un grand nombre de globules blancs et plusieurs globules rouges s'engagent dans la paroi des vaisseaux et deviennent libres par un procédé tout à fait analogue à celui qui a déjà été décrit plus haut. Cette extravasation des globules blancs et rouges présente ici toutes les variétés d'aspect que nous connaissons. C'est sur le bord des vaisseaux capillaires qui enlacent les cloisons qu'on peut la suivre avec le plus de netteté.

En ce point les globules blancs qui se dégagent peu à peu restent pendant un temps variable suspendus par un de leurs prolongements à la paroi du vaisseau. Il semble dans ce cas qu'il leur manque un point d'appui pour se rendre complétement libres.

Dans les capillaires des parois alvéolaires, on aperçoit souvent des globules blancs et rouges fixés par une pointe dans la paroi vasculaire et tiraillés fortement par le courant sanguin; dans les points où la circulation est très-ralentie ou arrêtée, les globules blancs, en vertu de leurs mouvements, ne tardent pas à devenir libres; les rouges semblent ne s'extravaser complétement que sous l'effort de la pression sanguine.

Pendant ce temps on ne constate que des changements peu importants dans les éléments des espaces intercapillaires. On sait que dans chacun de ces espaces on trouve à l'état normal un ou deux noyaux ovoïdes, entourés d'une masse plus ou moins considérable de protoplasma ordinairement granuleuse. Avant que ces éléments ne soient complétement masqués par les globules devenus libres, on voit des granulations, plus grosses et plus brillantes qu'à l'état normal, s'accumuler autour de leurs noyaux. On ne peut observer dans ces cellules aucune multiplication des noyaux; elles sont tout aussi passives que les éléments du tissu connectif du mésentère et de la langue.

D'autre part, après avoir observé dans un cas ces phénomènes pendant trois jours, époque à laquelle le tissu pulmonaire était devenu d'une couleur rouge grisâtre et se trouvait recouvert par une couche fibrineuse contenant un grand nombre de globules blancs et un certain nombre de rouges, j'ai pu, à l'aide de la solution argentique, faire apparaître le revêtement épithélial des alvéoles, et en le comparant à celui d'un poumon parfaitement frais, je n'ai pu noter dans les points où les cellules épithéliales étaient bien visibles aucune altération appréciable.

Comme on le voit, quels que soient jusqu'ici les tissus soumis à l'observation, la suppuration se produit toujours de la même manière.

Nous pouvons tracer maintenant un tableau général des phénomènes qui se succèdent dans ce genre de processus inflammatoire. En nous fondant particulièrement sur les observations faites sur le mésentère nous trouvons :

1° Dilatation des artères;

2° Dilatation de tous les vaisseaux;

3° Contraction des artères et dilatation des veines et des capillaires.

En même temps : ralentissement général de la circulation ; stase dans quelques points des capillaires ;

Extravasation des globules blancs en très-grand nombre et de quelques globules rouges.

En comparant ce résumé succinct à la description de Cohnheim, on voit que nous ne différons d'une manière un peu notable que sur les variations de calibre des vaisseaux. Tandis que cet auteur regarde la dilatation des artères comme permanente, je la crois temporaire et suivie plus ou moins rapidement d'une contraction moniliforme persistante plus ou moins marquée qui contraste avec l'état de dilatation permanente et toujours très-manifeste des veines.

Il ne suffisait pas de constater ces faits, il fallait en fournir l'explication. Cohnheim, après avoir d'ailleurs bien vu et bien décrit, ne s'arrête pas en chemin ; en s'appuyant sur l'anatomie et la physiologie, chacun des phénomènes qu'il a observés lui semble facile à comprendre et à interpréter, et sans attendre le contrôle de ces expériences, sans chercher s'il n'existe pas de faits contradictoires, il ne craint pas d'exposer une nouvelle théorie de la suppuration qu'il considère comme le type le plus parfait de l'inflammation, ou mieux il reprend à ce sujet, en les rajeunissant, des idées déjà anciennes.

Nous ne suivrons pas actuellement cet auteur sur ce terrain ; il nous paraît important avant tout de multiplier les observations, de varier les conditions de l'expérimentation. Toutefois nous ne pourrions trop faire ressortir l'importance du fait bien constaté et facile à vérifier de l'issue des globules blancs en nature à travers les parois des vaisseaux, même de veines relativement volumineuses.

Inutile en effet, aujourd'hui, de rechercher et d'établir les distinctions histologiques qui séparent le globule blanc du sang du globule de pus. Ce dernier n'est qu'un leucocyte déplacé. On ne peut plus reprocher au microscope de ne savoir faire aucune différence entre un globule blanc du sang et un globule de pus ou purulent, choses que la plupart des auteurs ont regardées comme bien distinctes pendant longtemps. Du même coup un pareil fait ruine toute la théorie de Virchow en ce qui touche la suppuration, en ce sens que le pus ne peut plus être regardé comme une néoplasie inflammatoire, puisque ses éléments sortent tout formés des vaisseaux. Cependant il est nécessaire de faire observer qu'en établissant l'issue facile des globules blancs hors des vaisseaux, on n'a pas démontré pour cela que les éléments des divers tissus sont incapables de former des leucocytes. On est seulement en droit de dire à la théorie de la néoplasie inflammatoire : Nous avons démontré l'existence d'une source immense de leucocytes; nous avons saisi le phénomène de la suppuration sur le fait, fournissez des preuves analogues.

Pour mon compte j'ai déjà cherché à produire du pus dans des tissus très-variés et par des irritants multiples chez le chien et le cochon d'Inde; j'ai étudié, sous ce rapport, un grand nombre de faits pathologiques chez l'homme, et je montrerai plns tard, en relatant ces études, que rien n'établit d'une façon certaine la formation des globules de pus dans les éléments des tissus, qu'au contraire l'apparition des globules de pus autour des vaisseaux est un fait qui paraît général (1).

Mais si les considérations précédentes nous engagent à rayer, d'une façon probablement définitive, la suppuration du nombre des néoplasies inflammatoires, rien n'est encore renversé dans la théorie générale de l'inflammation. Dans l'histoire de cette dernière, seule la suppuration reçoit de la part des faits que nous avons exposés une interprétation nouvelle.

L'irritation locale, directe ou non, reste toujours le point de départ de l'inflammation. Sous son influence, dans un certain genre d'irritations inflammatoires, les phénomènes vasculaires et les troubles de la nutrition sont tels, qu'il se produit une exsudation purulente, c'est-à-dire contenant un nombre considérable de globules blancs du sang. La purulence due au passage des globules blancs à travers les vaisseaux devient ainsi, dans l'histoire générale de l'inflammation, un mode particulier d'exsudation.

---

(1) Plusieurs auteurs ont déjà établi ce point d'une manière très-nette. Ainsi M. Vulpian, après avoir constaté l'infiltration purulente de la peau dans l'érysipèle (ARCH. DE PHYS., 1868) a vu depuis, comme MM. Volkmann et Stendener l'ont décrit récemment, qu'au début de cette inflammation les globules blancs siégent uniquement à l'intérieur et autour des petits vaisseaux (*Cours d'anat. path.*, 1869). M. Vulpian a constaté la même disposition, mais à un degré moins développé dans la peau irritée, soit par des vésicatoires, soit par des frictions d'huile de croton tiglium. Je citerai encore les recherches de M. Koster qui ont fait connaître la même disposition des globules blancs dans des cas d'abcès viscéraux.

NOTE

SUR LES PHÉNOMÈNES CONSÉCUTIFS

A LA

STASE VEINEUSE

OBSERVÉS SUR LA MEMBRANE NATATOIRE DE LA GRENOUILLE

ET

LA POSSIBILITÉ DE L'HÉMORRHAGIE PAR DIAPÉDÈSE.

A côté des faits expérimentaux et pathologiques qui établissent d'une manière positive l'émigration des globules à travers les parois vasculaires, il reste encore à faire l'étude du mécanisme de la suppuration.

Bon nombre d'expériences sont encore à entreprendre pour étudier les propriétés des parois vasculaires et juger de leur perméabilité à l'état normal. Il faut, de plus, rechercher les propriétés en vertu desquelles les globules peuvent passer à travers des orifices très-étroits et déterminer l'ordre et l'enchaînement des troubles circulatoires qui, sous l'influence d'une irritation, réalisent les conditions nécessaires à l'émigration des globules.

En poursuivant ces études, j'ai été conduit tout d'abord à répéter l'expérience de Cohnheim (1) sur les effets de la stase veineuse, et nous verrons qu'elle démontre d'une manière évidente la possibilité

---

(1) *Ueber venose Stauung*. VIRCHOW'S ARCH., XLI, p. 220-238.

du passage des globules rouges à travers la paroi intacte des vaisseaux, sous l'influence d'un excès de pression, et qu'elle peut servir de corollaire aux faits que nous venons d'exposer.

L'expérience sur la stase veineuse est des plus simples à faire.

Sur une grenouille curarisée, on met à découvert au niveau de la cuisse la veine crurale. On passe ensuite au-dessous de ce vaisseau un fil à ligature, en ayant soin d'embrasser en même temps dans l'anse du fil un fragment assez volumineux d'un des muscles voisins, et l'on serre la ligature à l'aide d'un simple nœud. Les choses ainsi disposées, on observe ce qui se passe dans les vaisseaux de la membrane interdigitale. Au bout de quelques minutes, la circulation s'arrête presque complétement dans plusieurs branches veineuses et quelques capillaires. Dans celles où la circulation n'est pas arrêtée, on voit des oscillations rhythmiques dans les artérioles, dans quelques capillaires dilatés et jusque dans un certain nombre de veinules. La systote ventriculaire se fait donc sentir à ce moment jusque dans ces vaisseaux.

Dans les points où la circulation se ralentit, puis s'arrête, la zone transparente des capillaires diminue à cause du tassement progressif des globules, puis disparaît. On voit dans l'intérieur des capillaires un cylindre rouge dans lequel il est possible de reconnaître encore le contour des globules entassés; et à chaque systole ventriculaire, la masse entière poussée paraît s'avancer un peu, tandis que le capillaire se dilate légèrement sous l'influence de ses efforts. Les globules de plus en plus serrés ne tardent pas à former une masse tout à fait rouge, uniforme, dans laquelle on ne distingue plus le contour des globules et qui touche immédiatement la paroi vasculaire.

Dans ces conditions, il survient bientôt sur la partie externe des capillaires des élevures rouges qui sont d'abord peu nombreuses et peu distinctes. En observant particulièrement un des points où se montrent ces apparences, on voit que les élevures rouges qui prennent naissance en dehors de la paroi capillaire constituent d'abord une sorte de petit bouton rouge arrondi à peine visible. Cette saillie grossit peu à peu, presque toujours fort lentement, et à côté d'elle s'en montrent plusieurs autres qui s'épaississent également. Quand ces petits mamelons globuleux ont acquis un certain volume, ils ne restent pas parfaitement arrondis; bientôt ils atteignent la grosseur d'un globule rouge normal, en offrent la forme et le noyau caractéristiques, et ils ne sont plus retenus que par une pointe à la paroi vasculaire.

On vient ainsi d'assister à l'issue d'un globule rouge du sang à travers la paroi du vaisseau, issue lente, pénible, comme si l'élément avait été passé à la filière, mais complète. Les vaisseaux qui donnent ainsi passage à des globules rouges sont des capillaires ou des veinules dans lesquels le sang s'est arrêté; mais quelquefois il arrive que pendant qu'un certain nombre de globules sont engagés, la pression intra-vasculaire diminue, les globules moins pressés les uns contre les autres deviennent distincts, puis se mettent en mouvement. La circulation se rétablit d'une manière plus ou moins active, et pendant un temps variable.

On peut alors profiter de cette dissolution du thrombus pour examiner les globules engagés dans la paroi vasculaire. Ils se présentent sous une forme de sablier ou de double bouton. La saillie interne, lorsque le globule est à peine engagé, contient le noyau et offre une forme elliptique; elle adhère par un fil à peine visible à la paroi vasculaire, et souvent agitée ou étirée par le courant sanguin, elle prend l'aspect d'un petit pendule; quelquefois le globule se déchire au niveau de la partie étranglée, s'ampute, et le bouton externe devient libre ou reste adhérent à la paroi vasculaire, tant est délié l'orifice par lequel il s'est engagé. Quand on observe la disposition que je viens de décrire au moment où le bouton externe est devenu elliptique et contient alors le noyau, c'est la saillie interne qui présente la forme arrondie.

La portion engagée dans la paroi est toujours excessivement étroite, filiforme, et les meilleurs objectifs ne permettent pas de voir un orifice à l'endroit de cet étranglement. On aperçoit nettement entre les deux boutons le double contour de la paroi vasculaire. Lorsque la circulation s'est rétablie plus ou moins complément dans la branche que l'on observe, les globules étranglés restent presque indéfiniment, à moins de segmentation par le courant sanguin, au point où le rétablissement du cours du sang les a surpris. L'issue complète des globules ne se fait que dans les vaisseaux où il y a stase. On ne tarde pas à voir alors autour des capillaires et de quelques petites veines un grand nombre de globules extravasés, disposés çà et là sous forme de petits amas, et possédant tous les caractères de globules rouges complets.

Ainsi, au bout de vingt à vingt-quatre heures, la membrane interdigitale est tuméfiée, épaissie, d'une coloration rougeâtre, ponctuée, et le microscope montre autour des vaisseaux un grand nombre de petites hémorrhagies. La circulation est alors arrêtée presque partout; elle se fait encore dans quelques-uns des plus gros vaisseaux; mais dans tous les points où il y a stase complète, la dilatation vasculaire est manifeste.

Si maintenant on détache le fil qui a été posé à la fois sur la veine et les fibres musculaires voisines, on voit peu à peu renaître la circulation; les veinules se déblayent, puis à leur suite les capillaires, et l'on assiste à un spectacle fort intéressant qui n'est d'ailleurs qu'un degré plus avancé de la disposition que nous avons déjà décrite. En effet, la circulation se rétablit peu à peu, même dans les vaisseaux qui sont entourés comme par un manchon de globules rouges. Lorsqu'on regarde avec soin leur paroi interne, on y trouve toute une série de globules arrondis ou ovoïdes tellement nombreux en certains points, qu'ils se touchent presque. Dans un cas où la ligature était restée trente heures et où les ecchymoses étaient devenues très-étendues, la circulation a pu encore se rétablir dans un bon nombre de capillaires, et leur paroi interne était presque littéralement couverte de petites élevures rouges.

Cette seconde partie de l'expérience prouve nettement que les vaisseaux qui avaient donné passage à ces globules rouges complets n'ont subi aucune déchirure, aucune rupture dans le sens propre du mot; car au moment où la circulation se rétablit, la tension vasculaire est encore grande, les globules se meuvent lentement, s'arrètent même souvent, et viennent pour ainsi dire buter contre les saillies globuleuses qui se montrent dans la zone transparente, sans qu'on puisse apercevoir ni fente, ni boutonnière, ni fissure.

Il convient donc maintenant d'examiner comment l'issue des globules rouges est possible dans ces conditions.

Si l'on a soin d'empêcher le desséchement de la membrane interdigitale et son irritation, soit par des piqûres trop nombreuses, soit par le contact de corps étrangers, la ligature posée sur la veine n'amène qu'un seul trouble dans la circulation : c'est une augmentation considérable de tension. C'est sous l'influence de l'augmentation de pression que se produisent les autres phénomènes décrits.

Il suffit, en effet, de lier l'artère crurale ou l'iliaque externe au lieu de la veine pour voir une série toute différente de phénomènes. La circulation s'arrête presque immédiatement, les globules restent immobiles sans s'empiler fortement, et même, au bout de plusieurs heures, on n'observe aucune tendance à l'extravasation des éléments.

Après la ligature de la veine, l'observation directe prouve que les globules rouges sortent en nature et complétement à travers la paroi vasculaire, et cela quelquefois au bout d'une demi-heure ou d'une heure. On ne peut donc pas invoquer une altération de ces éléments. Mais les propriétés physiologiques des globules rouges nous apprennent qu'ils peuvent, sans s'altérer, traverser des orifices étroits. Leur malléabilité est très-évidente; lorsqu'on examine la circulation dans les conditions les plus normales, on les voit se rétrécir, s'incurver, s'étirer, soit pour pénétrer dans un tube étroit, soit pour passer à travers d'autres éléments. Le noyau que possèdent les globules des batraciens n'oppose aucun obstacle aux changements de forme que peuvent subir les éléments, et M. Vulpian, par des expériences directes, a pu se rendre compte de la malléabilité de cette partie de l'élément (1). Toutefois, je dois ajouter qu'il m'a toujours paru dans l'extravasation des globules rouges, soit sous l'influence de l'inflammation, soit simplement sous celle de la stase, que le noyau était toujours la partie la plus rebelle à s'engager par la filière étroite qui lui donne passage.

Si les propriétés physiologiques des globules rouges, et cela indépendamment de toute contractilité, permettent de comprendre leur passage plus ou moins facile à travers des orifices très-étroits sous l'influence de l'augmentation de la pression intra-vasculaire; il reste encore à savoir si ces orifices existent réellement et en quoi ils consistent. C'est là le point qui a le plus divisé, soit les anatomistes qui ont étudié la stucture des vaisseaux, soit aussi les observateurs déjà assez nombreux qui ont été témoins de l'issue des globules en nature.

On sait depuis quelques années qu'il existe à la surface interne de tout le système vasculaire et jusque dans les plus fins vaisseaux un revêtement épithélial continu. Cette disposition, parfaitement démontrée à l'aide des injections au nitrate d'argent, apprend qu'il faut rapporter à ces cellules épithéliales les noyaux des capillaires

(1) *Cours de la Faculté*, 1869.

connus et décrits depuis longtemps. Malgré sa continuité, l'épithélium des vaisseaux sanguins présente de distance en distance de petits espaces parfaitement semblables à ceux qui ont été vus antérieurement sur les capillaires lymphatiques, et qui, sur ces derniers vaisseaux, ont été considérés par de Recklinghausen, qui les a le premier décrits, comme des stomates ou de petites ouvertures qui communiqueraient avec le système plasmatique. Eberth, dans son dernier travail sur l'épithélium des vaisseaux sanguins, après avoir indiqué cette disposition, n'admet pas cette interprétation. Il se range à l'opinion d'Auerbach, qui regarde les prétendus stomates comme des prolongements cellulaires ou des fragments de cellules enclavés par les éléments voisins. Dans un travail plus récent, M. Legros admet que ces apparences sont dues à la présence de noyaux de petites cellules en voie de formation au milieu des cellules anciennes.

Ainsi donc, l'existence des stomates dans la paroi interne des vaisseaux sanguins n'est pas encore un fait complétement établi. Néanmoins Cohnheim, s'empressant de l'accepter, lui fait jouer un rôle important dans l'issue des globules.

Ce serait, grâce à la présence de ces orifices situés de distance en distance, entre les cellules épithéliales que le revêtement cellulaire commun dont il vient d'être question ne serait plus un obstacle sérieux aux globules, et la paroi vasculaire pourrait ainsi être traversée sans rupture.

Je ne sais si l'on doit admettre ou rejeter l'existence de stomates dans l'épithélium vasculaire. Mais je dois faire observer que si leur présence était réellement un fait anatomique incontestable, il serait insuffisant à expliquer les phénomènes de l'extravasation des globules.

Plusieurs raisons qui me paraissent sérieuses conduisent, en effet, à proposer une autre hypothèse. Si nous reprenons les détails de l'issue des globules rouges, on voit que ces éléments traversent la paroi vasculaire par un orifice si étroit qu'il est complétement invisible, et que de plus la partie étranglée du globule est d'une finesse telle qu'on ne peut l'apercevoir nettement avec les meilleurs objectifs. Les apparences qui ont été décrites comme stomates n'ont pas des dimensions aussi exiguës; si elles constituaient la porte de sortie des globules, ceux-ci n'auraient souvent qu'une peine fort médiocre à la franchir. Il n'en est pas ainsi ; c'est, comme il est dit plus haut, avec lenteur, péniblement que le globule est contraint de passer à travers la filière extrêmement petite qui lui livre passage. D'autre part, les auteurs qui ont admis les stomates les ont décrits comme étant situés de distance en distance à la rencontre de plusieurs cellules épithéliales. Jamais ces orifices n'ont été regardés comme très-nombreux, et il est permis de se demander comment ils pourraient suffire à l'issue de tous les globules qui, à un moment donné de l'expérience, sont engagés dans la paroi vasculaire. C'est surtout lorsque le courant sanguin d'abord interrompu se rétablit, que la valeur de ce dernier argument nous frappe d'une manière évidente.

Les globules en bouton de chemise, retenus dans la paroi vasculaire, sont si nombreux en quelques points, qu'ils se touchent, se superposent et pourraient se compter par douze, vingt et plus dans un espace où l'on n'estimerait le nombre des stomates qu'à deux ou trois au plus.

Ainsi, ni le nombre de ces prétendus orifices, ni leurs dimensions ne sont en rapport avec les phénomènes d'extravasation des globules. On est ainsi conduit, même en admettant leur existence, à les regarder comme de peu d'importance dans le mécanisme en discussion.

Reste donc une autre hypothèse à substituer à celle de Cohnheim ou une démonstration rigoureuse à fournir. Jusqu'à présent il m'est impossible de répondre à cette dernière exigence. De nouvelles expériences sont nécessaires à cet égard ; mais celle de toutes les hypothèses qui me paraît la plus probable, c'est que les globules blancs et rouges traversent la couche épithéliale dans les interstices des cellules. Les cellules épithéliales ne paraissent pas suffisamment molles et contractiles pour qu'on puisse supposer qu'au contact des globules rouges elles puissent se creuser, s'écarter et devenir pour ainsi dire poreuses. Les propriétés physiologiques des globules rappelées plus haut ne permettraient pas de comprendre comment une substance molle et ductile percerait une substance jouissant de propriétés analogues. Une des deux matières résiste, l'une des deux sert de filière ; à coup-sûr cette seconde doit être plus dure, moins malléable, et ce ne peut être très-évidemment que l'épithélium. Mais si le corps de la cellule offre une barrière infranchissable, en est-il de même des bords de l'élément ?

On sait que les cellules sont juxtaposées d'une manière si étroite qu'il est très-probable qu'il n'existe presque pas de matière unissante entre elles. Mais il suffit de la moindre élasticité des cellules pour qu'un effort exercé entre deux éléments détermine une petite fente, un petit orifice quelque petit qu'il soit; et c'est là précisément la seule disposition nécessaire pour qu'un globule rouge s'y étrangle. D'ailleurs les globules n'ont probablement aucun effort à exercer pour écarter les cellules épithéliales. L'augmentation de la pression sanguine, en dilatant les vaisseaux d'une façon très-notable, doit suffire à produire ce résultat; il est même possible qu'en certains points les cellules épithéliales moins élastiques que la membrane qui les supporte puissent laisser entre elles un intervalle assez grand pour qu'un certain nombre de globules ne soient plus retenus alors que par cette membrane.

Que la pression intra vasculaire redevienne normale, que la dilatation vasculaire cesse, les cellules épithéliales en se rapprochant vont étrangler les éléments qui se sont insinués entre elles, et alors se montrera surtout la disposition en double bouton. C'est ainsi que l'obstacle de l'épithélium me paraît être franchi. Celui que pourrait offrir la membrane hyaline qui lui sert de soutien dans les capillaires ne saurait être sérieux; d'ailleurs l'existence de cette membrane n'est pas démontrée. De même dans les veinules les éléments situés en dehors de l'épithélium réunis par une matière protoplasmique ne paraissent pas offrir une résistance réelle à l'issue des globules.

En tout cas, quelle que soit encore l'incertitude des explications, le fait du passage des globules rouges à travers les parois vasculaires est réel, facile à observer. Il a lieu sans aucun désordre, sans aucune altération appréciables de la paroi vasculaire et constitue ainsi un phénomène bien différent de l'hémorrhagie par rupture des vaisseaux. On ne saurait donc se refuser à reconnaître l'existence de l'*hémorrhagie par diapédèse* admise déjà par les anciens. Mes expériences conduisent donc au même résultat que celui énoncé par Cohnheim, soit que l'augmentation de pression dans des vaisseaux d'ailleurs sains et indépendamment de toute autre altération est une condition suffisante pour la production de la diapédèse.

D'autre part, on a vu que dans les expériences sur la suppuration, particulièrement celles du poumon, il se produisait aussi, dans des conditions différentes de celles de la simple stase, une extravasation plus ou moins abondante de globules rouges. Enfin Prussak a montré en faisant des injections salines dans les sacs lymphatiques de la grenouille, qu'il se formait ainsi des hémorrhagies par diapédèse indépendantes de la pression sanguine. Il est donc établi que non-seulement la diapédèse est possible et existe, mais qu'elle peut se rencontrer dans des circonstances multiples. Aussi d'après les considérations précédentes, serait-il facile de faire au point de vue pathologique un grand nombre de déductions importantes.

La structure des vaisseaux est effectivement la même chez l'homme que chez la grenouille et les globules rouges de l'homme étant beaucoup plus petits que ceux de ce batracien et sans noyau démontré, on doit admettre maintenant l'issue facile de ces éléments à travers les parois vasculaires.

Cette diapédèse se produira particulièrement sous l'influence de toutes les causes capables de déterminer une tension vasculaire exagérée et une stase plus ou moins prolongée dans les petits vaisseaux.

Le même phénomène prendra également naissance dans les cas où des vaisseaux capillaires jeunes, en voie de formation, n'offriront qu'un faible obstacle au passage des globules, comme dans les néomembranes inflammatoires, où l'on voit pour quelques-unes d'entre elles les hémorrhagies se faire au fur et à mesure de leur formation.

Il est encore permis de supposer que certains états du sang et certaines modifications des parois vasculaires faciliteront dans quelques cas le phénomène.

Enfin les exsudations hémorrhagiques de certaines inflammations, les crachats si connus de la pneumonie par exemple, les urines sanguinolentes de la néphrite aiguë seront susceptibles également d'être interprétées par la diapédèse.

Celle-ci doit donc être regardée comme la source d'un très-grand nombre d'hémorrhagies dans lesquelles la rupture vasculaire n'était qu'une supposition gratuite, fondée surtout sur une fin de non-recevoir.

Mais il est difficile de tirer actuellement de ces faits de physiologie pathologique, encore à l'étude, toutes les déductions dont la pathologie pourra bientôt s'enrichir. De nouvelles expériences me paraissent encore nécessaires pour montrer avec plus d'évidence l'importance pratique de ces faits.

En tout cas, les résultats déjà obtenus ont paru suffisamment nets à M. Vulpian (1), témoin de ces expériences, pour l'autoriser à exposer dans son cours toutes les particularités de l'hémorrhagie par diapédèse, et faire pressentir, par des exemples analogues aux précédents, l'importance pratique de cette question.

Si maintenant nous revenons au processus inflammatoire, à l'irritation locale qui conduit à la suppuration, nous y trouvons la réalisation à un faible degré des phénomènes de la stase veineuse.

En effet, le sang est arrêté dans un certain nombre de capillaires, soumis de part et d'autre à un excès de pression, les globules sont fortement pressés contre les parois vasculaires, et ces conditions suffisent à expliquer l'émigration des globules rouges.

Dans la stase veineuse la circulation est complétement arrêtée dans un certain nombre de troncs vasculaires, et le sang soumis à une augmentation considérable de pression ne peut laisser passer qu'une partie de son plasma et des globules rouges. Au contraire, dans la suppuration les phénomènes de stase sont moins développés, la circulation est gênée, mais non interrompue, et ce sont là les conditions qui permettent l'accumulation des globules blancs et leur issue.

Mais en tenant compte de ces différences très-importantes nous voyons que dans les deux processus c'est en vertu des mêmes propriétés des parois vasculaires et des globules que l'émigration de ces derniers est rendue possible. C'est ainsi que l'expérience de la stase veineuse, indépendamment de son importance au point de vue de l'hémorrhagie par diapédèse, jette un certain jour sur le mécanisme de la suppuration.

---

(1) *Cours de la Faculté*, 1869.

NOTE

SUR

LE MÉCANISME DE LA SUPPURATION

Présentée à l'Académie de médecine, le 25 janvier 1870, par M. VULPIAN.

Depuis quelques années il s'est produit en Allemagne une théorie nouvelle de la suppuration qui est loin encore d'avoir été acceptée par tous les observateurs. Elle est fondée sur un fait très-important, le passage des globules blancs du sang à travers les parois vasculaires. Ce phénomène avait déjà été observé par M. Aug. Waller; mais M. Cohnheim, en le décrivant plus exactement, a fait ressortir en même temps l'importance considérable qu'il possède dans l'inflammation, et surtout celle qui se caractérise par l'apparition du pus.

A notre époque de pareils travaux ne pouvaient passer inaperçus. Un grand nombre d'observateurs, parmi lesquels on compte même des adeptes très-distingués des théories antérieures, et en particulier de celle de M. Virchow, s'empressèrent de vérifier et d'accepter dans toutes leurs conséquences les faits invoqués par M. Cohnheim. D'autres, au contraire, après avoir fait des expériences semblables et constaté des phénomènes très-analogues, restèrent cependant indécis ou opposants.

Cette question, d'abord discutée en Allemagne, n'a pas tardé, vu l'importance du sujet, à être également débattue en France.

MM. Ranvier et Cornil, dans leur *Manuel d'anatomie pathologique*, ne se prononcent pas sur la sortie des globules blancs.

De notre côté, nous avons entrepris sur ce sujet, dans le laboratoire de M. Vulpian, une série de recherches dont une partie a été communiquée à la Société de biologie, et nous avons reconnu que la description de M. Cohnheim était, sur presque tous les points, d'une exactitude remarquable.

M. Vulpian, qui a suivi nos expériences avec la plus grande attention, a exposé la nouvelle théorie de la suppuration, à son cours, et considéré l'extravasation des globules blancs comme un fait d'observation facile.

Et cependant un nouvel observateur français, M. Feltz, vient d'arriver à des conclusions tout opposées.

Aussi croyons nous utile d'attirer l'attention de l'Académie sur les principaux résultats de nos recherches, en les résumant brièvement sous forme de propositions.

Toutes nos études ont été faites jusqu'à présent sur des grenouilles curarisées, et nous avons eu le soin de varier autant que possible les conditions de l'expérience.

— Les phénomènes vasculaires qui succèdent à l'irritation locale dépendent de conditions nombreuses qui rendent leur étude très-complexe; mais on peut dire, d'une manière générale, que pour produire la suppuration il faut que la substance irritante agisse de manière à gêner la circulation sans l'entraver complétement.

— Au moment où se fait l'apparition du pus, les phénomènes vasculaires le plus souvent réalisés sont :

1° Contraction et état moniliforme des artérioles;

2° Dilatation des capillaires;

3° Dilatation des veinules beaucoup plus prononcée que la contraction des artérioles.

En même temps il y a toujours un ralentissement plus ou moins marqué du cours du sang.

— Autour du point irrité tous les vaisseaux sont élargis, la circulation est très-active et probablement accélérée.

— Dans ces conditions il se forme d'une manière en quelque sorte mécanique, une accumulation de globules rouges et blancs dans les capillaires et une accumulation de globules blancs le long de la paroi interne des veinules.

— En vertu du nouvel état de la circulation et de la disposition des éléments à l'intérieur des vaisseaux, un très-grand nombre de globules blancs ne sont plus soumis qu'à une seule impulsion; complétement arrêtés et comprimés latéralement ils tendent à traverser la paroi vasculaire.

Ils y parviennent effectivement, et l'on peut assister, dans un certain nombre de tissus suffisamment transparents au phénomène de leur *migration à travers la paroi vasculaire.*

— La forme et la densité des globules blancs ne sont pas les seules qualités qui rendent ce résultat possible. L'issue de ces éléments est puissamment facilitée par leurs propriétés de contractilité.

— Dans les points où il y a stase capillaire, un certain nombre de globules rouges et blancs, placés entre deux forces qui se font équilibre, sont également sollicités à s'extravaser, et la malléabilité des globules rouges est suffisante pour qu'eux aussi puissent sortir des vaisseaux.

— L'étude des parois vasculaires faite à l'aide d'injections au nitrate d'argent montre que les globules peuvent traverser la paroi des vaisseaux sans qu'il y ait destruction de l'épithélium.

— Les éléments sortent non-seulement par les stomates admis par M. de Recklinghausen et dont l'existence n'est encore que probable, mais très-vraisemblablement aussi par les intervalles qui séparent les cellules épithéliales et qui doivent être notablement agrandis par l'élargissement souvent considérable des petites veines.

— Pendant que ces phénomènes ont lieu du côté des vaissaux et de leur contenu, les éléments du tissu conjonctif ne présentent aucune trace de multiplication nucléaire ou de prolifération, et l'on ne voit jamais se former de globules de pus, soit dans ces éléments, soit dans les cellules épithéliales.

— Ces faits expérimentaux sont confirmés par l'étude des premières phases de l'inflammation suppurative chez les animaux supérieurs et chez l'homme. On voit, en effet, dans ces cas, ainsi que MM. Volkmann et Steudener et M. Vulpian l'ont montré pour l'érysipèle par exemple, une accumulation de globules blancs dans les petits vaisseaux et autour d'eux.

— La doctrine de M. Virchow qui consiste à regarder la formation du pus comme une néoplasie inflammatoire est donc inexacte.

— La suppuration n'est qu'une des formes de l'inflammation exsudative.

FIN.

www.ingramcontent.com/pod-product-compliance
Ingram Content Group UK Ltd.
Pitfield, Milton Keynes, MK11 3LW, UK
UKHW012120240726
13965UKWH00005B/1866